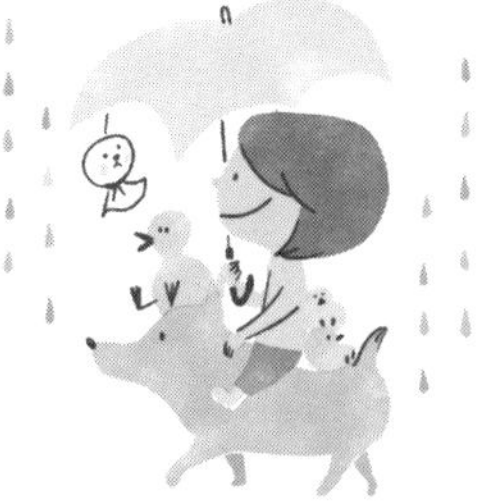

うつな気持ちが軽くなる本

不安になるのは、あたりまえ

大野 裕 精神科医

きずな出版

はじめに——

いまの不安やストレスと、どう向き合っていくか

正体がわからない危険なものに出合ったときに、まずよくない可能性を考えるのは、私たち人間の自然な反応です。

そうやって私たちは自分の身を守っているのですが、しかし危険を過大評価しすぎると、よくない情報ばかり集めて、自然な判断ができなくなるので注意が必要です。

そうしたときには、情報の制限が役に立ちます。公的機関など信頼できる情報源からのものに限って見るようにするのです。

新型コロナウイルス感染症では、その本態が解明できていないために、誰もが不安を感じましたが、緊急事態宣言が出されたときに、どのような場所がどの程度危険か

が示されたことは不安を和《やわ》らげる役に立ったと、私は考えています。

強い不安を感じたり落ち込んだりしているときには、危険を感じすぎて萎縮し、孤立して、精神的につらくなっている可能性があります。逆に、不安や落ち込みを無理に振り払おうとして、楽観的になりすぎて危険な行動をするようになることもあります。

どちらもストレスの副作用なのですが、こうしたときには、一度立ちどまって冷静になって、自分の考えが極端になっていないかどうか確認することが大事です。

その利点と問題点を比較して、明らかに利点が高いと判断できる行動をするようにします。もちろん、いくら冷静になって考えても、判断ミスは起きてきます。

そのときに、何でも完璧に判断しないといけないと考えるとストレスを感じるので、失敗することもあるという現実を受け入れ、可能な範囲で対応策を考えておくようにしましょう。この他に、行動を通したストレス対処、つまり気分転換も役に立ちます。

本書では、そうしたストレスの対処法や、いつもの自分を取り戻すための気分転換の方法を、認知行動療法を取り入れながら、ご紹介していきます。

本書はウエブサイト「こころのスキルアップ・トレーニング」の
会員向けメルマガ「こころトーク」（2019年3月〜2020年5月配信分）に
加筆、編集したものです。

大野裕の認知行動療法活用サイト
［こころのスキルアップ・トレーニング］
https://www.cbtjp.net/

目次

第2章 生活のリズムを少しずつ整えていく

第3章 いまの状況でできることはあるか

第4章 こころの力を引き出す気分転換

第5章
認知行動療法で踏み出してみよう

うつな気持ちが軽くなる本

——不安になるのは、あたりまえ

第1章

どうしようもない不安が消えないとき

不安が強くなっているときに確認したい3つのこと

新型コロナウイルス禍《か》では、いたるところに情報があふれて、それがさらに不安を強めているような印象を受けました。

不安は、

【1】危険を過大評価し、
【2】自分の力を過小評価し、
【3】周囲からの支援を過小評価

したときに強くなります。

このそれぞれの視点から、新型コロナウイルスをめぐる不安を例に説明します。

まず、【3】の「周囲からの支援」ですが、新型コロナウイルスは、インフルエンザと違って治療薬が存在していないという点で、周囲からの支援があまり得られない不安はあります。

ただ、治療法がないのは一般の風邪も同じです。

【2】の「自分の力」に関してはどうでしょうか。

マスクが売り切れ状態で、治療薬もないとなれば、自分でできることに限りがあるのは事実です。

しかし、栄養と睡眠を十分にとって体力をつけたり、つり革やエレベータのボタンなど不特定多数の人が触る可能性があるものに触るときにはティッシュやハンカチを使い、手洗いやうがいをきちんとしたりすることは十分できます。

このときインフルエンザにかかった人の数が減っているということから見ても、私たちが行っていた防御法に一定の効果があることがわかりました。

最後に、【1】の「危険の評価」はどうでしょうか。

未知のウイルスということで最初は身構えましたが、少なくとも日本での感染力はインフルエンザとあまり変わらないことがわかってきました。

ただ、亡くなった人の報道が多いので、とても怖いウイルスのように思ってしまいますが、高齢であったり持病があったりしなければ、重症になる人の割合は低いようです。

このように、事実がわかってくれば、いたずらに不安を感じないですむようになります。

ここで大事なのは、不確実な情報に左右されないで、正確な事実に目を向け、適切な対応策を考えることです。

危険が近づいたら「正しく恐れる」ことを意識する

新型コロナウイルスとの関連で、正しく恐れることの大切さについて書くことにします。

正しく恐れるというのは、危険を過大評価せず、過小評価もしないということです。

東日本大震災を体験した人たちの言葉をいろいろと聞いたことで、そうしたことを考えました。

災害の体験は思い出すのもつらいと思いますが、それでも多くの人に向けて自分の体験を語るのは、そこでの教訓を多くの人に伝えたいという強い思いがあるからでしょう。

その人たちの言葉から伝わってくるのは、危険を正しく恐れることの大切さです。

私たちは、平穏《へいおん》な毎日に慣れてくると、身のまわりで危険が起きる可能性があるということを忘れがちになります。

しかし、それでは、問題が起きたときに適切に行動することができません。

問題が起きたときに適切に行動できるためには、問題が起きる可能性を冷静に判断し、問題が起きたときの対応策を準備しておく必要があります。

このように、いざというときのために準備しておくという心構えは、災害対策だけではなく、毎日の生活のストレス対処でも大切です。

一方、新型コロナウイルス感染の状況を見ていると、危険性をきちんと評価することの大切さを感じます。

私たちは、正体がわからないものには不安を感じやすい傾向があります。

ウイルスは目に見えませんし、「新型」と言われるとまったく未知で怖いウイルスというイメージを持ってしまいます。

テレビなどで感染者の報告が「相次いでいる」と言われると、ますます不安になります。だからといって、慌《あわ》てないことです。

感染者は増えていても、そのために亡くなる人は他の国のように増えていませんでした。その理由が何なのか、私には不思議に思えます。

ウイルスのタイプが違うのでしょうか。それとも免疫力の違いか。生活様式のおかげで、不必要な感染を防げているのでしょうか。

無理に検査を増やさないことで、必要な医療資源を確保できて、重症になる可能性のある人に適切な手当てを提供できているのかもしれません。

不安を感じながらも頑張っている医療者の知恵、協力している国民相互の思いやりの結果のようにも思えます。

私は、不安感に振りまわされないで現実に目を向け、こうしたポジティブな要因を解明していくことで、新型コロナウイルス対策でも役に立つ方策が見えてくるのではないかと期待しています。

身近な人がつらそうなときは、どう接したらいいか

新型コロナウイルス感染症の広がりに心理的な負担を感じている人も多いと思います。

感染に対する不安や恐怖、仕事の先行きに対する心配、仕事や人間関係が思うようにいかないことに対する落ち込みなど、さまざまです。

また、そのような心理的負担を感じている人にどのように接すればいいか、戸惑《とまど》っている人もいると思います。

親しくしている人が落ち込んだり不安になったりしていると、何とか励《はげ》ましてあげたいと考えます。

しかし、よく知られているように、落ち込んだ人を無理に励まそうとすると、かえってその人を心理的に追い込むことになりかねません。

だからといって、黙って見ているのは心配です。

そうしたときには、相手の人のつらい気持ちに寄り添いながら、心配していることを具体的に言葉にして伝えるようにします。

心理的な負担を強く感じるようになると、口数が減ったり、食欲が落ちたり、睡眠に障害が出てきたりするものです。お酒の量が増えることもあります。

そうした、いつもと違う様子を具体的に取り上げて心配していることを伝えます。

そのうえで、一緒に問題を解決する手立てを考えることを提案してみます。

仕事のことで悩んでいるときには、家族には悩みの内容を理解できないかもしれません。

そうしたときには、人と話をするうちに考えが整理されて、いいアイディアが浮かぶことがあることを伝えて、一緒に話をしようと提案するとよいでしょう。

それでも話したくないという場合は、無理をしないで、一緒に音楽を聴いたり、外出して身体を動かしたりするなど、考え込まないですむ時間をつくってみるのも一つです。

『ツレがうつになりまして。』(細川貂々《てんてん》著/幻冬舎文庫)など、落ち込んだ人の家族の体験記を読むことも参考になります。

『ツレうつ』を描いた漫画家の貂々さんは、うつになった夫の気持ちを楽にしようと考えて、「仕事を辞めてもいい」とまで言ったそうです。

たしかにそう言われると気が楽になる可能性がある反面、一方的に言われると、逆に仕事を続けられないダメ人間だと言われているように感じることもあります。

ですから、こうした提案は、一緒にいろいろな解決策を出していくときの一つとして伝えるとよいでしょう。

焦《あせ》らずに寄り添うのは難しいことが多いのですが、信頼できる人が側にいるとわかるだけで安心できるものです。

「一人でいること」にストレスを感じたら

新型コロナウイルス感染症の広がりを受けて、私が住んでいる東京では週末や夜の外出の自粛が要請されました。在宅勤務を行う企業も増えました。

そうなると自宅で生活する時間が長くなってくるのですが、一人で生活している人も、家族と一緒に生活している人も、それぞれにストレスを感じやすくなります。

コロナウイルス感染症の今後の展開が不透明なために気持ちが落ち着かないうえに、人間関係の距離がいつもとはかなり違ってくるからです。

一人で生活している人は、どこか寂しさを感じるようになります。全社員が在宅勤務になった私の知人の会社では、寂しさからか、会社に出てくる人がいるそうです。

そうした人には、ＳＮＳや電話を使った交流が、いままで以上に役に立つでしょう。

一方、家族と一緒に生活している人もまた、それぞれに不安になったり、落ち込んだり、イライラしたりしやすくなっていることもあって、お互いの距離の取り方に苦労します。

家族なのだからつらい気持ちをわかってほしいと期待するために、わかってもらえていないと感じると、親しくない人以上に不満を感じやすくなるのです。

その一方で、家族に負担をかけてはいけないと考えてその気持ちを抑《おさ》え込むことが多くなり、それがまたストレスになってきます。

しかも、そうした気持ちは、言葉に出さなくても態度に表れて、かえって関係がギクシャクしてきます。

お互いが憶測を交えて考え話していると、会話がすれ違いやすくなるからです。

そうであれば、考えていることをきちんと言葉に出したほうがよいでしょう。

言葉に出さなければ、考えていることが相手に伝わりません。

そのときには、気になっていることを具体的に伝えたうえで、「なぜ」「どうして」といった原因探しの言葉ではなく、「どうしたらよいだろう」と一緒に手立て探しをするような、声かけをするように意識しましょう。

もう一つ大事なのは、相手の気づかいを感じたときに、感謝の気持ちをきちんと伝えることです。

親しい間柄だと、感謝の気持ちを言葉にすることに恥ずかしさを感じるかもしれませんが、こうした気持ちも言葉にしないと伝わりません。

ストレスを感じやすい、いまのようなときに限らず、感謝の言葉は人間関係の潤滑《じゅんかつ》油です。

不安なときに役立つ「2分ルール」

先日、あるプロ野球球団の2軍の監督やコーチの前で、認知行動療法を使ったこころの整え方の話をする機会がありました。

プロ野球選手に限ったことではありませんが、プロの選手はかなりのストレスを毎日感じています。そうした選手たちの指導をする場合、技術はもちろんですが、こころの面にも気を配る必要があると考えて、私に声をかけていただいたのです。

このような依頼があって、野球というのは〝動かないスポーツ〟だということに、初めて気がつきました。

テレビで野球中継を観ていると、動いている人ばかりが映し出されます。

ボールを投げる投手、バットを振る打者、飛んだ球を拾う野手、どの選手も動いています。恥ずかしいことに、そうした映像に目を奪われ、野球＝スポーツという思い込みもあって、みんなが動きまわっていると思い込んでいました。まさに認知の偏《かたよ》りです。

冷静に考えてみると、攻撃側のチームの選手はほとんどがベンチのなかにいます。グランドで守備についているチームの選手は、ボールが飛んでこない限り、ほとんど動かずに守りの体勢を続けています。

テレビに、動いている選手たちばかり映し出されるのは、そうしないと視聴者が退屈するからにすぎません。

そのように考えていくと、動かないでいるときのこころの整え方を、まず考える必要があることに気づきます。

そのときにいちばん大切なのは、あれこれ考えすぎないようにする工夫だと、私は考えました。

「下手《へた》の考え　休むに似たり」という言葉がありますが、時間があると、つい余計なことを考えてしまいます。それもよくない可能性を考えるのが、私たちの脳の基本的なパターンです。

悪いことが起きたときにうまく対処できるように、という思いでそうなるのですが、そうすると不安な気持ちが強くなって、目の前の試合に集中できなくなってきます。その結果、考えが自然な身体の動きの邪魔をして、本来持っている力を発揮できなくさせてしまうのです。

こうしたことにならないようにするためには、「2分ルール」が役に立ちます。いま考えていることが役に立つかどうか、2分間だけ観察して、役に立たないとわかったときには、考えるのをやめるようにします。

この「2分ルール」は、日常生活のいろいろな場面で役に立ちますので、試してみてください。

どうすればメンタルを強化できるか

スポーツの世界では一般に、「メンタルが大事だ」と言われますが、メンタルというのはどのようなことなのか、具体的な内容がわからないまま、「メンタルを強化しよう」と言っている人が少なくありません。

そもそも、メンタルを強化するというのはどのようなことなのでしょうか。ストレスを感じる状況で、そのストレスに負けずに、いつもの自分の力を出せるようにすることでしょうか。

たしかに、プロスポーツを観ていると、ストレスを感じれば感じるほど力を発揮して、いつも以上の力を出している人がいるように思えます。

そうした人のこころの整え方を知れば、スポーツの場面に限らず日常生活のなかで、誰でも同じように、ストレス状況でいつも以上の力を発揮できるようになるかもしれません。

でも、ことはそう簡単ではないようです。

ずっと前のことになりますが、大リーグで、緊張する場面で打席に立ったときの打率を調べたことがあります。

その結果を見たところ、いつも以上にヒットを打った人はいなかったのです。

緊張すると身体が硬くなって、いつものようにスムーズな動きができず、リラックスして打席に立ったときのような活躍はできないのです。

そうだとすると、メンタルを強化することはできないのでしょうか。

必ずしもそうではありません。

そのときのデータを見ると、皆、いつもよりは成績が落ちていたのですが、その落ち方に違いがあるのです。つまり、人によって、緊張したときに大きく力を落とす人と、それほどには落ちない人がいるようです。

そうだとすれば、緊張場面であまり力を落とさないように工夫できると、よさそうに思えます。その工夫ができるのが「メンタルの強い人」なのでしょう。

そのためにどうすればよいかですが、私は心配、緊張、落ち込みの三つのステージで考えることを提案しています。

こころの「心配ステージ」と「緊張ステージ」

私たちは、緊張する場面では、いつもと同じように力を発揮することはできません。

私自身、いくら無心でいようと考えても、緊張するような大事な場面でよい結果を手に入れたいというこころの動きを、止めることはできません。

無心になって思いきり力を発揮することなど、とうてい無理なように思えます。

そのように、大事な場面でいい結果を手に入れたいと考えるのは、自然なこころの動きです。そのために、つい肩に力が入りすぎたりして、本来持っている力を発揮できなくなるのです。

それはやむを得ないことなのですが、そうしたこころの動きの影響を最小限に抑えるためには、心配と緊張を分けて対策を考えることが役に立ちます。

「心配」というのは、何かをしようとしているとき、事前にあれこれよくない可能性を考えてしまうこころの動きです。

一方、「緊張」というのは、実際に行動を起こそうとしている、まさにそのときに起きるこころの動きです。

もちろん、こうしたこころの動きは身体の反応も引き出します。

この「心配ステージ」と「緊張ステージ」への対処法は、区別して検討する必要があります。

「心配ステージ」と「緊張ステージ」で、取り組む課題が違います。

「心配ステージ」の最大の問題は、あれこれよくない可能性を考えていることです。

一方、「緊張ステージ」の最大の問題は、大きな課題を目の前にして頭が真っ白になってしまうことです。

そのために、「心配ステージ」では、あれこれ考えすぎないですむ方法を使えるとよいでしょう。

その結果、実際に行動するときに前向きに取り組めるような、こころの状態がつくり出せているともっとよいでしょう。

一方、「緊張ステージ」で頭が真っ白になっているときには、自分がどこかに飛んでいってしまっています。

ですから、そのときには自分を取り戻して、自分主体で行動できるようにする手立てを考える必要があります。そうすれば、自分の力を発揮できるようになる可能性が高まります。

慌ててしまうと視野が狭くなる

認知行動療法は、うつ病や不安症など精神疾患で苦しんだ方の治療で使います。その治療が終わったときに必ず伝えるのが、「気持ちが揺れたときに慌てないように」ということです。

「慌てない」というのは、どのようなときにも大事です。「慌てる」と、視野が極端に狭くなって、全体を見て適切に対応することができなくなります。

私たちは、毎日の生活で、気持ちが動揺するような出来事をよく体験します。思うように物事が進まずに落ち込んだり、新しいことにチャレンジしようとしているときに心配になったりします。

こうしたこころの動きはごく自然な反応ですし、必要なことでもあります。

思うようにいっていないときや、慣れないことにチャレンジしているときに、まったく気にしないでいたら、思いがけない失敗をしてしまう可能性があります。

これまで何度も書いてきたように、物事がうまくいっていないときには、ちょっとスピードを落として現実を確認する必要があります。

新しいことにチャレンジするときには、ていねいに計画を立てて、問題になりそうなことがあれば、事前に対処法を考えておくようにしなくてはなりません。

このように考えると、気持ちが揺れるのは必要なことなのですが、うつ病や不安症などを経験した人は、そうした気持ちの揺れに過敏に反応してしまうことがあります。

うつ病や不安症は、体験したことのない人には想像できないほど、とてもつらく苦しい体験です。それがこころの傷になって、そうした体験はもうしたくないと考えています。

ですから、そのときに似た気持ちを感じると、また病気のときと同じ苦しい体験をすることになるのではないかと考えて身構えてしまうのです。

そうしたときには、誰でも感じるようなこころの揺れなのか、それとも病気にかかったときのようなこころの揺れなのかを判断する必要があります。

慌てないで、自分のこころの状態や、まわりで起きていることを冷静に判断するように意識することが大事で、これは日常生活でも大切な心構えです。

こころの不調を数字で評価することはできない

こころが落ち込んだときや不安になったときには、通常誰でも体験するような気持ちの動きなのか、いわゆる病気と言われるような大きな気持ちの揺れなのかを冷静に判断することが大事だと書きました。

しかし、そう言われても、どこまでが通常のこころの揺れで、どこからが病気の状態なのか判断できないと考える人もいるでしょう。

たしかにその通りで、いわゆる正常な状態と病的な状態とをはっきり区別できる客観的な目安はありません。

そのことは、私の恩師であり友人でもあるアメリカの精神科医アレン・フランセス教授は、著書『〈正常〉を救え――精神医学を混乱させるDSM－5への警告』（講談社）のなかで書いています。

こころの不調を判断するのに、体温計や血圧計のように客観的に数字で評価する方法はないのです。

そのために、不必要に薬が使われてしまうことがあったり、逆に、きちんとした治療が必要な状態が気づかれないまま見逃されてしまうことがあるので注意が必要だと、フランセス先生はその著書のなかで警告しています。

それでは、どのようにして判断すればよいのでしょうか。

私は、重症度と経過で判断するのがよいと考えています。

「その状態のために、どの程度苦痛を感じているか」と、「その状態がどの程度、毎日の生活に影響を与えているか」ということの、二つで判断します。

「とてもつらくてしようがない」と感じるようになったり、「毎日の作業が思うように進まない」というようになったりしていれば、ちょっと立ちどまる必要があります。

真面目な人ほど、まだ大丈夫と考えて頑張りすぎてしまうことがありますが、勇気を出して立ちどまることが大事です。

そのうえで、そのつらさがどのように変化しているか、その経過を冷静に判断するようにします。

それが一時的なもので、次第に軽くなっていくようであれば、そのまま様子を見るようにします。

もし、その状態が変わらないまま続いたり、だんだんと強くなったりしていく場合には、信頼できる人に相談したり、医療機関を受診したりするようにするとよいでしょう。

とても主観的な判断になりますが、こころを健康にするためには、こうした主観的な判断を大切にする必要があるのです。

第2章

生活のリズムを少しずつ整えていく

リズムが乱れるとストレスを感じやすくなる

緊急事態宣言の期間中は外出する人がずいぶん減ったと報道されています。人との接触が8割減れば、短時間で感染者が減少してくるというのですから、私たちも協力していきたいと思いました。

ただ、自宅にいる時間が増えると、さまざまな問題が起こってきます。

その一つが、生活リズムの乱れです。

決まった時間に家を出なくてもよいと考えると、つい夜更かしをしたり、朝寝坊をしてしまったりしやすくなります。そうすると、精神的にもストレスを感じやすくなるので注意が必要です。

しかし、そういう私自身、生活リズムが夜に移っていって、朝決まった時間に起きるのがつらくなっています。

それは、私の身体が夜型にできているからなのですが、それだけではなく、私たちの生活リズム自体が朝寝坊をするようにできていることも影響しています。

ずいぶん前のことになりますが、私が留学した米国の病院附属の研究施設では、光など、外からの刺激がまったくないところで生活することで、生活リズムがどのように変わるかという研究がされていました。

研究に参加したのは、大きな試験を前にした学生が多かったのですが、その人たちは窓も時計もない研究用の部屋で生活するように指示されます。

お腹が空いたと言えば食事が出てきますし、眠くなれば自由に寝ることができます。

それ以外の時間は勉強をしたり運動をしたりするのですが、しばらくたつうちに、起きている時間は次第に後ろにずれてきます。身体の自然なリズムにまかせて生活していると、次第に朝寝坊するようになってくるのです。

こうした研究から、私たちの身体の自然なリズムは24時間から25時間の周期で動いていることがわかってきました。

身体の自然なリズムにまかせていたのでは、生活のリズムが乱れてくるのです。ですから、生活のリズムをとるためには、意識的に決まった時間に起きるようにする必要があります。

それも身体を起こすだけでなく、太陽の光を浴びることで身体のリズムがリセットされます。

ですから、自宅にいることが多くなっている人は、意識的に決まった時間に起きて、カーテンを開けて日の光を浴び、できれば短時間でも外に出るようにしてみてください。

つらく大変な状況で不眠が続いたら

ある週末、２０１９年の台風19号で大きな被害に見舞われた長野県で、講演する機会をいただきました。土曜日に長野県須坂市で、そして日曜日に長野市で講演しました。

長野市の講演は長野市医師会が主催で毎年開かれています。

須坂市の講演は、昨年の長野市の講演会に参加した保健師さんが企画していただいて実現したものです。その保健師さんから、少し前に、台風19号の被害にあった人たちや、その支援に当たっている人のこころを元気にするような内容を盛り込んで話してほしいと依頼がありました。長野市の医師会の方からも、そのようなお話をいただきました。多くの方がこころを痛め、お互いに気づかわれているようです。

そこで、東日本大震災のときの体験をもとに、住民の方々の助け合いがお互いのこころの健康につながるという話をしました。

そのなかでは、落ち込みや不安、さらに不眠について話をしました。こうしたときに、睡眠について理解しておくことは大事だと考えたからです。

災害後の大変な状況では、やらなくてはならないことがたくさんあります。ですから、よく睡眠をとってからだを休めなくてはならないと考える人が少なくありません。

東日本大震災のときには、そのようなことをＳＮＳで発信しているメディアもありました。しかし、このように大変な出来事に出合ったときに眠れなくなるのは、私たちのからだの自然な反応です。

「眠っているような状況ではない」と、からだが警告を発しているのです。

考えてみると、こうした反応は原始時代から私たちのからだに備わっている能力と考えることができます。

動物に襲われる可能性があるときに、ぐっすり眠っていては危険です。

ですから、危険なことが起きる可能性があるときに眠れないというのは、自然な反応です。逆に、そのようなときに眠らないといけないとプレッシャーをかけてしまうと、肉体的にも精神的にも負担になってしまいます。

そうしたときには、眠くなったら寝て、目が覚めたら起きるという、からだの自然な動きにまかせて生活するほうがよいでしょう。

そして、しばらくたって、自然な生活が少しずつ戻ってきたところで、生活のリズムをとるようにします。

眠れないときには無理に寝ようとしない

私たちは基本的に眠りベタです。

原始時代、私たちの祖先は、ちょっとした物音でも目を覚まして危険に反応して生き延びてきたと考えられます。

少しでも危険が迫っている可能性があるときにのんびり寝ていた祖先は、きっと動物に襲われて生き延びることができなかったはずです。

そのような敏感さが身についている私たちですから、そう簡単に眠ることはできません。

そう考えると、動物に襲われる物理的な危険がなくても、心理的な危険がいたるところにある今の時代、不眠に悩む人が多いのも理解できます。

だからこそ、夜になったらできるだけリラックスして、肉体的にも心理的にもゆっくりした時間をすごすことが大切なのです。

仕事や家庭のことなど、いろいろ気になる問題は置いておいて、好きなこと、それもあまり興奮しないようなことをして時間をすごすようにします。

どうしても気になるようなら、簡単に問題をメモ書きしておいて、翌日に見返すようにするとよいでしょう。

さて、いまでも、床に入る時間を決めたり、早めに床に入ったり決まった時間に眠るようにする人がいますが、これはお勧《すす》めできません。

まず、早めに床に入ることですが、いつも眠りに入っている時間の前は、覚醒度が高くなっていることがわかっています。

そのために〝睡眠禁止ゾーン〟と呼ばれたりするのですが、いつも眠りに入っている時間の2時間前はいちばん目が冴《さ》えている時間帯なのです。

そのような時間に寝ようとしても、なかなかうまくいきません。

また、決まった時間に眠りに入ろうとするのも好ましくありません。

時間が来たから寝なくてはならないと考えると、それだけで緊張して眠れなくなってしまいます。

最近ではだいぶ知られるようになってきましたが、睡眠のリズムをとるのは朝がいいのです。

寝る時間はバラバラでも、朝決まった時間に起きて太陽の光を浴びると、からだがリセットされます。

朝食を食べることでも、リズムが戻ってきます。

眠りに入る時間ではなく、起きる時間を意識して、生活のリズムをとるようにしてください。

なぜ生活リズムが変わってしまうのか

睡眠のリズムは朝にとるようにするのがいいと書きましたが、それは、決まった時間に寝ようとすると、そのために緊張してかえって寝つきにくくなるからです。

しかし、それだけでなく、毎日決まった時間に眠りに入っていると、次第に起きる時間が遅くなってくるからでもあります。

前にも書いた通り、私たちのからだは朝寝坊するようにできているのです。

1980年代半ば、私が留学したコーネル大学分院に睡眠研究所がありました。

そのなかに生活できる空間が用意されていたのですが、そこには窓が一つもありませんでした。時計やテレビなど、時間がわかるものも置かれていません。そのなかに入った人は自由に生活するように指示されます。

お腹が空いたと言えば、食事が出てきます。

眠くなれば、ベッドで眠ることができます。

勉強をしたり、好きな本を読んだりすることもできます。

そこで生活している人は時間がわからないので、身体が要求するままに行動しているのですが、そうすると、少しずつ生活のリズムが変わってくるのです。

そうした行動の観察から、外からの刺激がなければ、私たちは25時間周期で生活することがわかりました。

いまでは必ずしも25時間周期でなく、個人差があることがわかっていますが、いずれにしても24時間以上の周期で身体は動くようにつくられているのです。

そのように、朝寝坊の身体をリセットするのが太陽の光です。

だからこそ、朝起きて太陽の光を浴びることが大事なのです。

海外に行ったとき、日中にできるだけ外に出て歩くように言われるのはそのためです。

外に出て太陽の光を浴びることで、現地のリズムで身体が動くようになってきます。人によっては、身体がだるくてベッドからなかなか起き上がれないことがあるかもしれません。

そうしたときには、窓の横に寝床を置いて、朝になったらカーテンを開けて太陽の光を浴びるようにしてください。それだけでも、身体のリズムを取り戻せることがあります。

太陽の光は、家のなかの室内灯とくらべるとずっと強いので、窓越しに浴びるだけでもリズムを修正できる可能性があるからです。

悪夢を繰り返し見るようになるとき

アレン・フランセス教授がツイッターで、彼の妻が悪夢を見るようになっていると書いていました。

新型コロナウイルス感染症の拡大はもちろん、そうした事態を引き起こしたアメリカ政府の対応の不手際に、精神的ストレスを感じているためです。

悪夢を見るというのは、死に直面するような体験で引き起こされるＰＴＳＤの症状の一つですが、だからといって治療が必要な精神疾患にかかったと言うことはできないとフランセス教授は書いています。

彼は、著書『〈正常〉を救え』でも、症状があるからといってすぐに治療が必要になるわけではないと書いています。

その症状のために強い苦痛を感じたり、日常生活に支障を感じたりするようになるなど、症状が深刻化して精神疾患と診断されると、専門的な治療が必要になります。

しかし、そうなる前の段階で、自分でできることもあります。

そもそも、米国のデータでは、25％の人が1ヶ月に1回悪夢を見ていることがわかっていて、決して珍しいことではありません。

とくに現在のように誰もがストレスを感じる状況では、悪夢を見る人はもっと多いはずで、誰にでも起こる「正常」な反応だと考えるのが自然です。

しかし、悪夢を見て目が覚めたり、つらい気持ちになったりするのは事実ですので、何らかの手を打てたほうがよいでしょう。

そのときに役に立つのが、「イメージ・リトレーニング」と呼ばれる方法です。

悪夢を繰り返し見るようになっているときに、その内容を書き出します。

夢を書き出すだけで、少し自分を取り戻すことができます。

テレビを観ているような気持ちで、距離を置きながら思い出すように意識すると、さらに効果的です。

続いて、その夢がどのように変わればいいかを考えて、自分が期待する内容に、その夢を書きかえます。

ハッピーエンドになるように夢の終わりを書きかえたり、途中に何かいいエピソードを差し込んだりするのです。

こうした作業を続けていると、夢を自分でコントロールできるという感覚が育って、不安な気持ちが和らいできます。

悪夢を見た翌日、1回に10分くらい使って2回以上、こうした作業を続けてみるようにしてみてください。

オンライン飲み会で注意したいこと

外出自粛のために外で飲めない人たちが、オンラインで飲み会をしていると報道されています。みんなで集まれないから、せめてオンラインで集まろうというのは、孤独を癒《い》やす、いい方法ですが、そこにアルコールが関係してくると聞くと、私は少し不安になります。

テレビの画面を見ると、結構の量のアルコールが並んでいます。オンラインの集まりが終わってからも、飲み続けることになるのではないかと心配です。

ほどほどにアルコールを飲むのは悪くないのですが、それが増えてくると問題になってきます。

いくつか理由がありますが、まず、アルコールは薬理学的には「ダウナー」に分類される薬物です。

薬物は、気分を高揚させる「アッパー」と、気分を低下させる「ダウナー」に分けられ、アルコールは後者の気分を低下させる薬剤に分類されます。

そのように書くと、「アルコールを飲むと気分が高揚するのに」と疑問に思う人がいるかもしれませんが、それは、アルコールの作用で気分のコントロールができなくなるために、気分が高揚するように感じられるだけです。

たくさんお酒を飲んだ日の翌日、心身ともに調子が出ないと感じたことのある人は多いはずですが、それがまさに「ダウナー」としてのアルコールの作用です。

それがひどくなると、うつ的になり、衝動的に命を粗末にするような行動をとりかねなくなるので注意が必要です。

衝動的にならなくても、酔いがまわってどこかにぶつかったりするなど、事故につながる可能性もあります。

眠りを浅くするのもアルコールの問題です。

アルコールを飲んで寝ようとするいわゆる寝酒は、睡眠の質を悪くします。

そのため、翌日だるさが残るなど、心身に好ましくない影響が出てくるので、寝酒は避ける必要があります。

体調という点では、アルコール自体が健康を害することもあります。

いまのように自宅にいることが増えてストレスがたまってくると、アルコールの量が増えやすく、そのためにさまざまなよくない影響が出てきます。

とくに、一人で生活しているとブレーキがききにくくなるので注意が必要です。

オンラインの集まりはたしかに気持ちが晴れますが、上手にその機会を利用してほしいと考えています。

少しでも心地よい日々をすごすために

今日が原稿の締め切りの「こころの元気＋」7月号の特集テーマは、「私のイエナカ生活」でした。依頼文には、新型コロナウイルスの影響で、しばらくは家のなかですごす時間が増えそうなので、どのようにすごすのがいいか考えてみたい、と書いてありました。

「こころの元気＋」はNPO法人コンボが毎月発刊している雑誌で、精神疾患を持つ人と専門家が、お互いの知恵を出し合い支え合うかたちの構成になっています。

今回の「イエナカ生活」の特集で、精神疾患を持つ人たちがどのような工夫をしているのか知ることは、個人的にも仕事のうえでもとても興味があります。

それというのも、外出自粛が続いて精神的な不調を来《きた》している人が増えていますし、精神疾患を持つ人のなかには、外に出ること自体を怖がるようになった人がいるからです。

患者さんと話をするときにも、私自身の生活でも役に立つ、いろいろな工夫を知ることができそうです。

その一方で、私は、「ステイホーム（家にいましょう）」という呼びかけに違和感を覚えています。

新型コロナウイルス感染拡大防止のために不要不急な外出は避ける必要があったのは、たしかにわかります。

だからといって、ずっと家にいるとストレスを感じるのも事実です。

私たちのこころは、楽しいことややりがいのあることができないと、次第に元気をなくしてきます。

ずっと家のなかで楽しいことや、やりがいのあることができればいいのですが、実際には難しい人が多いのではないでしょうか。

一人暮らしの人だと、孤独感が強くなるでしょう。

家族など同居している人がいると、いままでと違う距離の取り方に苦労するでしょう。とくに、小さい子どもがいると思うようにいかず、イライラすることも増えてきます。

そうしたときには、無理に家のなかですべてを解決しようとしないで、外に出てストレスを発散したほうがいいでしょう。そうした外出は決して「不要不急」ではなく、ストレスを解消するために必要な行動です。

もちろん、外出したときには他の人との距離をきちんととったり、帰宅してすぐに手洗いやうがいをしたりするなどの感染予防対策をすることは大事です。

このように自分の置かれた状況に冷静に目を向けて柔軟に対応するのは、認知行動療法の基本です。

やりがいを感じる行動を増やしていく

前で感染対策に十分注意を払いながら適度に外に出ることも、ストレス対策として大事だと書きました。

その意味で、私は、「ステイホーム（家にいましょう）」よりも、「ステイホームタウン（住んでいるところから離れないようにしましょう）」と呼びかけて外に出るときの感染予防策を具体的に伝えるようにしたほうが、個人のこころの健康のためにも、地域を越えた感染症の広がりを抑えるのにも、効果的だと考えています。

家のなかに閉じこもりきりにならないようにしたほうがいいと私が考えるのは、ずっと家のなかにいると、体力が落ちてくるだけでなく、精神的なエネルギーが低下してくるからです。

毎日の生活のなかに楽しめることや、やりがいを感じることが少なくなってくると、うつ的になってくることに気づいて注意を促《うなが》したのが、心理学者のレビンソン先生です。

そこから、うつ病の患者さんに対して、楽しめることや、やりがいを感じることを増やす「行動活性化」という治療法が発展してきました。

何かをしたいという意欲は、報酬系と呼ばれる脳神経のネットワークが刺激されて生まれてきます。

友だちと話をして、こころが安らぐと、またその友だちに会って話をしたくなります。遊園地に行って楽しい時間をすごすと、またそこに行きたいと考えるようになります。大変な思いをしながら仕事をして成果を上げることができると、もう少し頑張ってみようという気持ちになります。

これはすべて、脳の報酬系が刺激されて起きる、こころの反応です。

逆に、そうした体験ができないでいると、どうせ何をやってもダメだと考えて、何かをしようという意欲がわかなくなってきます。

誰も自分のことなどわかってくれないと考えて自分のこころのなかに閉じこもっていると、誰かと話をしたいという気持ちにはなれません。

何をしても楽しい気持ちになれないと思って何もしないでいると、何かしてみたいという気持ちになれません。

どうせうまくいかないだろうと考えて仕事に手をつけられないままでいると、頑張ろうという気持ちにはなれません。

その結果、「やはり誰も声をかけてくれなかった」「楽しいことは何もなかった」「何もできなかった」と考えるようになり、ますます元気がなくなってきます。

こうしたときに、自分のとっさの考えにしばられずに、自分に何ができるかを考えて行動に移していくことが、こころを健康にするために大事になります。

第3章

いまの状況でできることはあるか

自分にできるかどうか心配だから何もできない？

東日本大震災が起きたのは2011年ですが、その後も各地で災害が起きました。この間、被災した人たちは、ずいぶん大変な思いをされたと思います。

私は、東日本大震災が起きてから、何年かは毎月のように被災地である宮城県女川《おながわ》町を訪問しました。

その頃は、電車が不通で、レンタカーでの移動も危険だということで、仙台からタクシーで移動しました。

災害後の町の様子はテレビで観ていましたが、実際に跡形もなく破壊された町を見たときには想像できないほどの衝撃を受けました。

このような大変な状況に直面している人たちに手助けすることなど、私にはできないのではないかと考えて、無力感を覚えたのを思い出します。

でも、町の人たちは、そんな私の思いなどとは比べものにならない無力感を体験しているはずです。

そのようなときに、自分に何ができるのだろうかと考えるのは、上から目線の自分中心の考え方でしかないのではないかと思いあたりました。

被災した人たちはそれぞれ、自分にできることを精一杯やりながら生活を送っています。

できるかできないかなど考えていられません。

できることをするしかないのです。

そうだとすると、私もまた、その場でできるだけのことをするしかありません。

私たちは、何かをしようとするとき、それができないのではないかと先まわりして考えて心配になってしまうことがよくあります。

もちろん、そのように考えて必要な準備をすることは大切です。心配になるというのは、準備をしたほうがいいという、こころのメッセージだからです。

ところが、できないかもしれないと考えると、そこで足踏みをしたり、あきらめてしまったりするようになることがあるので注意をしなくてはなりません。

そうすると、せっかくのこころのメッセージをいかすことができなくなります。できるかどうかは、それをやってみるまでわかりません。

やってみると、意外にうまくいくことが多いものです。

うまくいかなくても、思ったほどはダメージを受けないこともよくあります。

そう考えた私は、町の人たちの知恵を聞かせてもらいながら活動を続けていきました。いま、その活動を振り返ってみて、やってみればそれなりにできることがあるものだと感じています。

ネガティブな自動思考にブレーキをかける

東日本大震災の被災地、宮城県女川町に訪問したとき、最初はその場所で自分に何ができるかを考えて不安になりましたが、何ができるかというのは、後ろ向きの考えのことがあるので注意しなくてはなりません。

「何ができるか」という考えの裏には、「〝これから〟何ができるか」、さらには「何もできないのではないか」という悲観的な考えが隠れていることがあるからです。

幸い私は、女川町の人たちと接することで、私は、何ができるかを考えるのではなく、いま自分にできることをしていくことで、状況が変わってくることを学ぶことができました。

〝これから〟のことは、いまの時点では何もわかりません。それなのに、いつの間にか私は、これから〝何もできないのでないか〟と考えていたのです。

こうした考えが困るのは、意識されないまま、そうした考えがこころのなかを通りすぎるからです。

自分では〝何ができるか〟と前向きに考えているように思っていて、〝これから何もできないのではないか〟という後ろ向きの考えは意識できていません。ほとんど意識されないまま自動的に浮かんで消えていくことから、これを「自動思考」と呼びます。

もちろん、「自動思考」にはポジティブなものもあります。いいことが起きると、自分を励ますような考えがこころのなかを通りすぎ、それが自信になっていきます。

ただ、つらい気持ちになっているときには、自動思考はネガティブになっています。

しかも、その考えはとてもパワーがあります。

〝何もできない〟と考えると、何かをしようという気持ちがなくなってきます。

そのために結局何もできないまま時間がすぎて自信がなくなり、その結果、何かをしようという気力が、ますます失われてきます。

そのパワフルな考えに対抗するためには、まずその考えを意識する必要があります。

いまある「自動思考」が、本当に正しいのかということを検証していくのですが、それには認知行動療法の「コラム法」が役に立ちます。「コラム」とは考えを振り返る記録表のことで、よく使われるコラム法としては、次の七つから構成されています。

(1) 状況：気持ちが動揺したときの一場面
(2) 気分：そのときの気持ち
(3) 自動思考：とっさに浮かんだ考え
(4) 根拠：自動思考を裏づける具体的な事実
(5) 反証：自動思考と反対の事実
(6) 適応的思考：現実的な解決につながるバランスのいい考え
(7) いまの気分

私たちは、悩みをかかえたとき、自分の考えにしばられて苦しむことがありますが、コラムの記入は、そのことに気づくきっかけになります。

コラム法は、誰かに相談をして気持ちが軽くなるときの会話の流れと同じです。このスキルが身につけば、自分で自分の相談に乗ったり、自分のカウンセリングをしたりできるようになります。

ウエブサイト「こころのスキルアップ・トレーニング」では、このコラム法を練習することができますが、それらを使ってとっさに浮かんだ考えを書き出してみるとよいでしょう。そのときには、最初に意識できた考えだけでなく、その考えの裏に隠れている可能性のある考えも書き出すようにしてみてください。それだけでネガティブな自動思考の暴走にブレーキをかけることができます。

不安を感じる自分には力がないのか

たとえば新年度を迎えるとき、新しい環境で仕事や勉強をすることになる人も多いと思います。そのために新しい場所に住むことになる人も少なくないでしょう。

このように新しい環境に置かれると、私たちはつい不安になります。

このようなときに、もっと自信を持って新しい環境に入っていきたいと考えるかもしれません。

不安を感じる自分のことを、情けなく感じるかもしれません。

しかし、不安になるのは、あたりまえ。自然なこころの反応です。

ですから、不安を感じることに不安になりすぎないようにしてください。

新しいことが起きているときに、何も心配せずにいたら、思いがけない失敗をする可能性があります。

きちんとできるかどうか心配な気持ちになるからこそ、私たちは、事前にていねいに準備をすることができます。

不安を感じる脳の中枢《ちゅうすう》は扁桃体《へんとうたい》です。

扁桃体が感じすぎると、しょっちゅう不安を感じるようになります。

一方、扁桃体が働かなくなると不安を感じなくなります。

そうなったとき、私たちはどのような行動をとるのでしょうか。

脳炎で扁桃体が働かなくなった人を観察した研究があります。

そうした人たちは、ある意味、とてもいい人になっていました。

知らない人と会っても、すぐに親しく打ち解けて話をするようになります。

それだけだといいのですが、相手のことを信じきって、いろいろと自分の打ち明け話をするようになります。

これはとても危険です。

いろいろな詐欺《さぎ》に遭《あ》う可能性が高くなります。

そう、自然な不安を感じることは、自分を守るために必要なこころの動きです。

不安になったときは、そのように感じられるこころの力を自分が持っていると考えて、そのこころの力を信じるようにしましょう。

そして、まず最初は、自分のやり方で進めていいかかどうか、慎重に状況を見極めながら先に進んでいくようにしてください。

原始時代の発想でストレスを乗り越える

ストレス状況でどのように考えるといいかは、原始時代の人類の考え方を参考にするとよくわかります。

私たちの脳は、原始時代から発達していないと言われます。

だから、原始時代の発想がわかっていると、そのときどきの自分の考えが適切かどうかを判断しやすくなります。

では、原始時代の発想とはどのようなものでしょうか。

それは、「短期的な判断はネガティブ、長期的な判断はポジティブ」です。

原始時代、一日中動きまわっても獲物《えもの》が手に入らないとどうなるでしょうか。

このままずっと獲物が手に入らないと飢え死にしてしまうと考えて、不安になるでしょう。そのようにネガティブに考えるからこそ、どのようにすれば獲物を手に入れることができるか、いろいろと考え工夫するのです。

そのようなときに、待っていれば何とかなるだろうと考えていると、結局獲物が手に入らずに、大変なことになってしまいます。

ですから、何かの出来事を体験したときには、まずよくない結果になる可能性を考えて、そうならないように工夫する必要があります。

だからといって、よくない可能性ばかり考えていたのでは、緊張が続いて思うように行動できなくなります。

視野が狭くなって、いいアイディアが浮かんでこなくなります。

こうしたときには、焦らないことです。

原始時代、仮にその日に獲物が手に入らなくても、少し冷静になって考えれば、過去に何日かたてば獲物が手に入ったという記憶を思い出します。

他の人の獲物を分けてもらった記憶や、他の人と一緒に狩りをして獲物を手に入れた記憶がよみがえってくることもあります。

そうすると、そんなに焦らなくてもいいと考えて、気持ちが楽になってきます。

これが、長期的にはポジティブに考えればいいという、私たちの考え方の源です。

今回ダメでも、まだいろいろな可能性は残っています。

将来の可能性を信じてゆっくり構え、いろいろな手立てを考えることができれば、道は開けてきます。

このように、短期的にはネガティブに、長期的にはポジティブに考えるという私たちの思考パターンを意識すると、いろいろな可能性が広がってくるのです。

危機意識は持ちながらポジティブに取り組んでいく

原始時代、一日動きまわっても獲物が手に入らないときに、「このままでは飢え死にしてしまう」とネガティブに考えて、危機感を持つのは自然なこころの動きです。

しかし、その一方で、「いろいろと工夫をしたり、お互いに助け合ったりすれば何とかなるだろう」と楽観的に考えることで、困った状況を切り抜ける手立てを考える、こころの余裕が生まれてきます。

あれこれよくない可能性ばかりを考えて、思い悩んでいたのでは、こころの元気が失われ、力がわいてこなくなります。

いいアイディアもわいてきません。

ですから、状況がよくなっていく期待を持ちながら、その方向に進む手立てを考えるこころのゆとりを持つことが大切なのです。

だからといって、何の根拠もなく楽観的に考えていても、状況は変わってきません。自分は何もしないで、人まかせにしているだけでは、責任を持って問題解決に取り組むことはできません。

ここで大事なのは、何の根拠もなく「うまくいくだろう」と楽観的に考えることではありません。

危機意識を持ちながら、いろいろと工夫をしたり、手立てを考えたりすることが大切なのです。

困りごとが起きたときには、自分が責任を持って行動しなくてはなりません。

少なくとも、いまはよくない状況になるのですから、そうした現実に目を向けるのはつらいかもしれません。

しかし、そのつらい現実に目を向けると、どのようなことがうまくいっていて、どのようなことがうまくいっていないのか、見えてきます。

そうすれば、どこにどのように力を入れればよいのかも、わかってきます。

ポジティブ思考というのは、このように、将来の可能性を考えながら、いまの問題に辛抱《しんぼう》強く取り組んでいく考え方です。

もちろんすぐにうまくいくとは限りません。

時間がかかることも多いかもしれません。

それでも将来の可能性を考えていまできるだけのことをする。

それを可能にする考え方をポジティブ思考と呼びます。

「すべてがダメになった」と決めつけない

ここ数年の台風のこれまでにない動きや強さを見ていると、気候の温暖化で日本が亜熱帯化してきたという意見に説得力を感じます。

いつものことですが、こうした自然の脅威を前にすると、人間の無力さを感じてしまいます。

絶望的になりそうな状況のなか、復旧に力を尽くしている人をニュースで見聞きするたびに、何とか踏ん張ってほしいと声をかけたくなります。

惨状《さんじょう》が目の前に広がっていると、このまま何もできず、すべてがダメになってしまうのではないかと悲観的になってくることでしょう。

そのように悲観的に考えるとてもつらくなるのですが、そうした考えが浮かんでくるのは必ずしも悪いことではありません。

そうした絶望的な考えが浮かんでくるのは、将来に目が向いているということでもあるからです。

ただ、そのときに気をつけないといけないのは、「すべてがダメになってしまうのではないか」という考えから、「すべてがダメになってしまった」と決めつけに移ってしまうことです。

「すべてがダメになってしまうのではないか」というのは、将来を想像した考えです。

そのように考えられているあいだは、「すべてがダメにならないようにするためには何ができるか」と将来に向けて考え、行動することができます。

そうしたなかから、「こうすればよくなる可能性があるのではないか」と、将来に向けた工夫が生まれてきます。

まだ使えるものがあることがわかったり、他の人からの助けがあることに気づいたりするなど、いろいろな可能性が見えてきます。

一方、「すべてがダメになってしまった」と決めつけてしまうと、すべてが終わってしまいます。

「ダメになってしまった」と言ってしまうことは、いま起きていることを過去の出来事にしてしまうことになります。

現実を過去の出来事にしてしまうと、将来に向けて行動することができなくなります。

過去を変えることはできないから、あきらめるしかなくなります。

つらい体験をしているとき、悲観的な考えをむやみに否定するのではなく、将来に目を向ける可能性を残せているかどうかを意識するようにしてみてください。

他の人の意見を聞くことが大切なわけ

２０１９年の台風19号では甚大な被害がもたらされましたが、被災地の人が復旧に頑張っている様子を見ると、こころが痛みます。私が医師の教育の手伝いをしている埼玉県の病院も一部浸水して、医師や看護師が懸命に、患者さんを上の階に移したそうです。

そのような話を見聞きするたびに、早めの避難が大切だと思うのですが、自分自身の行動を振り返ると、それがなかなか難しいように思えます。

じつは、私は、この台風19号が関東を通過した週末に、自分の研究所で小規模な研修会を開く予定にしていました。

進路予想を見ていると、ちょうど研修会の日に台風が通過する予測になっています。心配した参加予定の人たちから、研修会を予定通り開催するかどうか問い合わせが入り始めました。

しかし、私はどこか楽観的で、予定通り開催すると伝えていました。自分は「晴れ男」だという自負があり、台風が東に進路を変えて、関東は通過しないのではないかと考えていたからです。

ところが、水曜日になっても木曜になっても、台風の進路予報はそれまでと同じ、関東上空を通過することで変わりません。

そして、いろいろな交通機関が計画運休を発表し始めた金曜日になって、研修会を中止することにして参加予定者に連絡しました。地方から参加する人も少なからずいたので、もっと早く連絡していればと、申し訳ない気持ちになりました。

このように、私たちは自分が関係したことになると、楽観的な予測をしがちになります。

自分の願望が影響するためでしょう。

今回の場合には、せっかくの研修の機会をダメにしたくないという気持ちが働いて、根拠のない自信が生まれたのだと思います。

こうしたこころの動きは、台風などの自然災害のときだけでなく、日常生活のなかでも起こりやすいことがわかっています。

そうした失敗をしないようにするためには、自分だけで判断しないで、他の人の意見を聞くことが役に立ちます。

他の人のほうが、状況を冷静に判断することができるからです。

私たちは現実場面で、つい自分の考えや気持ちに引きずられやすいので、他の人の意見を聞くことが役に立つのです。

楽観的になりすぎると思いがけない失敗を招く

前向きに考えるということは、「すべてうまくいく」ないしは「すべてうまくいった」と楽観的に考えることではありません。

そのようにポジティブに考えることで、思いがけない失敗をすることもあるので注意が必要です。

私が最初に大学受験をしたときのことです。

ある雪国の大学を受験したのですが、試験を受けた後、私はすっかり合格した気分になって、出身地の愛媛県から長距離列車を乗り継いで合格発表を見に行きました。

模擬試験の成績でも十分合格する範囲に入っていましたし、本番の試験のときも、とてもよくできたと思ったからです。

そして雪のなか、合格者が掲載されている掲示板の前に立って、意気揚々《ようよう》と自分の受験番号に目を向けました。

ところが、当然そこに掲載されているはずの私の番号がないのです。何かの間違いではないかと何度も確認しました。

しかし、やはり私の番号はありません。

呆然《ぼうぜん》としました。

また長距離列車を乗り継いで郷里に帰ることになったのですが、しばらくは気落ちして何もする気になれませんでした。

この体験を振り返って思うことですが、「何の問題もない」「自分は何でもできるんだ」といった極端にポジティブな考え方は、根拠のない自信というか、思い込みにすぎないことがあります。

そうすると、ていねいに問題に取り組んで解決していく慎重さを忘れてしまって、むやみに先に進んでいくことになりかねません。

「とてもうまくいっている」

「失敗なんかするはずがない」

と極端にポジティブに考えるようになっているときには、取り組まなくてはならない問題に目を向けられていない可能性があります。

「勝って兜《かぶと》の緒《お》を締めよ」という言葉がありますが、うまくいっているときほど、よくない部分に目を向ける勇気が必要なのです。

うまくいかなかったときも慌てなくていい

いまになって考えると、大学受験で、私はかなり緊張していたのだと思います。きっと合格するだろうという考えの裏には、失敗したら大変だという恐怖に似た思いがあったのでしょう。

私たちは、そのように怖い思いが強くなると、そこから目をそらして現実を見ないようにします。

見えなければ存在していないのと同じになるからです。

しかし、現実に問題が存在しているときに、それをないことにしてしまうと、さらに問題が大きくなって、傷口を広げてしまうことになりかねません。

そうしたことを防ぐためには、何か大事なことに取りかかろうとしているときには、よくないことが起きる可能性を事前に考えておくようにします。そして、折々に、そうしたことが起きていないかどうか確認するようにします。

そうすると、想定外のよくない出来事が起きても、問題が大きくなる前に、早めに対応することができます。

認知行動療法の治療でも、何か起きたときの対応策を事前に考えておくことを大切にしています。

治療の一環である面接のなかで話し合って、それがうまくいくかどうか確信が持てないときには、ホームワーク（宿題）として、現実の生活のなかで試してもらうようにします。

そのときにも、試すときに障害になりそうなことを想定して、そうした問題が起きたときの対応策を考えておくようにします。

面接の最終回のときには、その後にどのような問題が起きそうかを想像して、そうした問題が起きたときにどのように対応するかを考えます。もちろん、想定外のことが起きることもあれば、考えておいた対応策がうまくいかないこともあります。

しかし、事前に対応策を考えておけば、いざというときに慌てないですみますし、傷を最小限にとどめることもできます。

そのことがわかっていれば、思いきって行動して、自分の力を最大限に発揮できるようになります。

第4章

こころの力を引き出す気分転換

いまの自分でできることを考えよう

テニスの松岡修造さんの講演を聞く機会がありました。

テレビで観るのと同じで、演台から離れて自由に動きながら話す熱のこもった内容に引き込まれて、時間がたつのを忘れてしまいました。

松岡さんは、テニスを本格的に始めて間もない錦織《にしこり》圭選手が外国の選手と戦った後に、「相手の背が高くて思うように対応できなかった」と言って落ち込んでいた場面の話をしました。

錦織選手は当時、おそらく中学生だったと思うのですが、松岡さんは、そのようにこぼした錦織選手のことを厳しく叱ったそうです。

そのように、「背の高さ」という自分ではどうすることもできない要因に原因を押しつけようとしている姿勢に、問題意識を感じたようです。

「背の高さが違う」というのは、年齢的に考えても、また欧米人と日本人の体格から考えても、どうしようもない現実です。

そうだとすると、その現実を受け入れたうえで、何か自分の力でできることがないかを考えてみなくてはなりません。

そのときに大事になるのは、自分が何を目指しているかを再確認することと、その目標に少しでも近づく手立てを考えることです。

物事がうまくいかなかったときは、どこに問題があるかを考えて対策を立てる必要があります。

そうしたときに、私たちは往々にして、変えようのない問題に目を向けて、どうすることもできないと考えていることがあります。

「背が低い」というのも同じです。

たしかに、錦織選手が負けたのは、子どもで背が低かったことが関係しているかもしれません。

しかし、そう考えたのでは、年齢が高くなって身長が伸びるまで何もできないことになります。

もし、本当に試合に勝ちたいのであれば、何をどのように変えれば勝つことができるかを考えなくてはなりません。

そのためには、「試合に勝てるようになりたい」という自分の思いを確認することが大事になります。

そして、そのために「いま自分に何ができるか」を考えて、いま自分の力でできることに、一つひとつ計画を立て、取り組んでいくことが大事になります。

うまくいかないなら、別のやり方を試してみよう

自分の力でどうすることもできないことに目を向けていては、「どうすることもできない」という思いばかり強くなって、これから何かしようという気力はわいてきません。

そうしたときには、

「これからどうなればいいと考えているのか」

「そのために何ができるか」

を考えなければ、その無力感から抜け出すことはできません。


私にも同じような体験があります。

1985年にアメリカのニューヨークに留学したときのことです。

勇《いさ》んでアメリカまで行ったものの、英語の壁に直面して、配属された病棟のなかで孤立するような状態が続いていました。

日本の英会話学校やテレビで勉強したわかりやすい英語ではなく、東海岸特有の早口の英語は、ほとんど聞き取れません。

そのために自信をなくしていることもあって、自分から話そうとしても、しどろもどろになってうまく話すことができません。

「なんでアメリカなんかに来たんだろう」と自分を責めて、孤立する日々が続きました。

そうしたときに、病棟のスタッフがバスケットボールに誘ってくれました。

毎週2回、仕事が終わった後に男性スタッフが集まって、病院の体育館でバスケットボールをしているというのです。

でも、みんな大柄で身長が高い人間ばかりです。

「うまくいくはずない」とちょっと尻込みをしましたが、ふと別の考えが頭をよぎりました。

バスケットボールをするだけなら、英語力はあまり関係ありません。

まわりが背が高いということは、その下をくぐれば、それなりにプレイできそうです。

私は、運動神経には自信があります。

そのように考えると、「みんなの輪に入りたい」という私の思いは実現できそうです。

最初はレクレーションから始めれば、仕事でも、みんなのなかに入りやすくなりそうです。

そのようにしてスタッフと一緒に、仕事の後に時間をすごすようになり、仕事でも少しずつ、みんなの輪のなかに入れるようになっていきました。

エクササイズが精神的な悩みを解消する

米国滞在中にお世話になったアレン・フランセス先生が家族と一緒に日本に遊びに来ることになりました。

前で書いたように、私は米国に留学したとき、最初はとけこめなくて苦労しました。フランセス先生は、そのときに手を差し伸べてくれた恩人でもあり、それ以来、家族的なつき合いを続けています。

フランセス先生は、アメリカ精神医学会が作成した『精神疾患の診断・統計マニュアル』第4版（医学書院）の作成責任者を務めた精神科医です。

この本は、これまでのエビデンスをもとに精神疾患を分類したものですが、その基準が曖昧《あいまい》なところがあるために、フランセス先生はその後、『〈正常〉を救え―精神医学を混乱させるDSM-5への警告』（講談社）を出版しました。

この本のなかで、フランセス先生は「正常とは何か」を問いかけています。

そのようなことを書いているのは、正常と異常を区別する境界線が曖昧だからです。

一部の医療者は何でも精神疾患にしてしまって薬を処方することがあります。

そのために多剤大量処方、つまり多くの種類の薬をたくさん処方するという問題が生まれています。

もちろん、適切に薬を処方すれば精神的に助かる人はたくさんいます。

ですから、的確な診断と適切な処方がとても大事になるのですが、不必要に多くの薬を処方すると、かえってよくない反応が出てくることもあるので注意しなくてはなりません。

いわゆる精神疾患の脳内の変化が解明されていない現状では、薬は、自分らしく生きていくための補助的な役割を果たすだけです。

そうしたなか、フランセス先生は、精神的悩みを解消するには運動がよいとツイッターで発信しています。

私たち現代人は「エクササイズ欠損症候群」に陥《おちい》っていると言い、「人類最古の活動」を「最新の癒やし手段」として活用することを提唱しています。

フランセス先生は、エクササイズは誰にとっても役に立つとしたうえで、とくに多くの治療を試してきて、効果が見られなかった精神疾患を持つ人に試すことを勧めています。

もちろん始めるときは慌てずに、簡単なものからゆっくりと始めて、ケガをしないように注意して、楽しみながら続けることだと言っています。

そして、始めると決めたらすぐに、できれば友だちと一緒にできるものを始めるとよいと言います。

仲間の応援がストレスになることもある

日本で行われたゴルフツアー（ZOZOチャンピオンシップ）を制し、タイガー・ウッズ選手が世界トップの通算勝利記録に並ぶ82勝を挙げたことが話題になりました。松山英樹選手が優勝できなかったのは残念な気持ちがしますが、それにしても深刻な体調の不調やスキャンダルにも負けないで見事復活し、大記録を立てたウッズ選手の力には驚いてしまいます。

タイガー・ウッズ選手の活躍を観ていると、プレッシャーなど感じることがないのではないかと感じてしまいます。

しかし、必ずしもそうではないようです。

以前に読んだ本に、プレジデンツカップのエピソードが書かれていました。

プレジデンツカップというのは、米国の選手のチームとその他の国の選手のチームが戦うゴルフの試合です。

2003年の試合では、お互い同点になり、両チームの代表のタイガー・ウッズ選手とアーニー・エルス選手が対戦して、1ホール勝てばその時点で優勝が決まるというサドンデス方式で決着をつけることになりました。

そのときの両チームのキャプテンは、ジャック・ニクラウスとゲーリー・プレーヤーと、これまた華やかな経歴を持つ二人ですが、結局3ホールまで引き分けが続いた時点で試合を終えることにしました。

それは、ウッズ選手とエルス選手のストレスが頂点に達して、それ以上続けられないと判断したからです。

そのとき、ウッズ選手は、仲間からの応援がストレスだったと言っています。

応援がストレスというのは意外な感じがしますが、仲間の期待を裏切ってはいけないという思いが強くなったのでしょう。

これが観客からの応援であれば、自分のベストのプレイを見せようと自分中心に考えて、自分のために力を集中することができます。

ところが、仲間の期待を裏切ってはいけないと考えると、主役が仲間になってしまって、自分のために力を集中することができなくなります。

仲間から見放されると一人では食べていけないという原始時代の不安が襲ってきて、集中して力を発揮できなくなるのでしょう。

そうしたときに、仲間のためにも自分の最大の力を発揮することが大事だと自分中心に切り替えることができると、そこで発揮できるパフォーマンスはずっと大きくなります。

腹が立ったとき、怒りをどう抑えるか

ある講演会での出来事です。

私が話し終わった後、少し強い口調で質問をした人がいました。

何をそんなにイライラしているのだろうと思って質問を聞いていると、私の講演中にいくつか携帯電話が鳴ったことに腹を立てていることがわかりました。

講演が始まる前に主催者が、携帯電話の電源を切るかマナーモードにするように言っていたのに、その指示を守らなかった人がいることに腹を立てていたのです。

その気持ちを率直に話した後、その人は、

「このようなことで腹が立たないようにするには、どうすればいいんでしょう」

と質問しました。

どうやら些細なことでも腹を立てることが多い方のようで、そうした自分の性格を変えたいと考えているようです。

その質問に対して、私は、腹を立てること自体は悪くないと答えました。

講演を聞くときに携帯電話が鳴らないようにするのは最低限のマナーです。

しかも、そのようにしてほしいとアナウンスもされています。

それなのに、その指示に従わない人に対してひどいと考え、腹を立てるのは自然なこころの動きです。

だからといって、そのときに声を出して、携帯電話を鳴らしている人を責めたとすれば、それは行きすぎでしょう。

しかし、その人は、そのようなことはしていません。

そうしたことをすると、携帯電話を鳴らした人と同じように、講演の流れの妨《さまた》げになるということがわかっているからです。

腹立たしい気持ちをそのまま表現してしまうと、静かに話を聞きたいという他の人の気持ちを踏みにじることになります。

それがわかっていたから、腹が立っても、それを行動に移すことはしなかったのです。

その判断も素晴らしいと思い、そのことをその人に伝えました。

私たちが腹を立てるのは、こうしてほしいという自分の期待が裏切られたときです。それをひどいと考えて腹を立てるのですが、その気持ちをそのままぶつけたのでは、かえって状況が悪くなることがよくあります。

そうしたときには、ひと息ついて、自分が期待する現実に少しでも進めることができるように考える必要があります。

私は、腹が立っても、そのように冷静に判断して行動できたことに気づいてほしいと考えながら、質問に答えました。

イメージトレーニングで緊張感を和らげる

思うようにいかないことがあると、すべてがダメだったように思えて絶望的な気持ちになってくることがあります。

そうすると、もう少し工夫して頑張ってみようという気力がなくなってきて、状況はますます悪くなってきます。考えが萎縮《いしゅく》して、いつものような工夫ができなくなります。視野が狭くなり、本来持っている力が出せなくなってしまいます。

自分で自分の力を封印してしまうことになるのです。

そうした状態から抜け出すためには、意識的にポジティブに考えてみることが役に立ちます。

長嶋茂雄さんは天覧試合でサヨナラホームランを打ちました。天覧試合が開催されたのは、1959年6月25日。もう60年以上前のことになりますから、若い人は知らないかもしれません。

当時新人だった阪神・村山実さんの球をレフトのポール際《ぎわ》に見事に打ち返して、劇的なサヨナラホームランになって、巨人軍が勝利したのです。

テレビで、そのときの簡単な再現ドラマが流されたことがあるのですが、そのなかに、いかにも長嶋さんらしいエピソードが紹介されていました。

試合の前日だったと思いますが、長嶋さんは新聞をたくさん買い込んできて、スポーツ欄に白い紙を貼って、自分で記事を書き込んでいっているのです。

それも大きな字で、自分が活躍している様子を書き込んでいました。

「長嶋、ホームラン」

「さすが長嶋茂雄、大活躍」等々。

自分が活躍している場面を想像して、ワクワクしながら、そのように書き込んでいったのでしょう。

そして、翌日、自分が書き込んだ記事を再現するかのように大活躍して、劇的なサヨナラホームランまで打つことができました。

このようなポジティブなイメージトレーニングは、気持ちを前向きにして、緊張感を和らげます。

しかも、「キャリーオーバー効果」といって、前日のそうしたこころの状態は翌日まで続きます。長嶋さんは、本能的にその効果を知っていたのでしょう。

緊張しそうな課題に取り組むことがあるときに、こうしたイメージトレーニングを試してみてください。

姿勢を変えれば気持ちも切り替わる

長嶋茂雄さんが天覧試合でホームランを打って、キャリーオーバー効果が出せたのは、もちろん、長嶋さん自身にそれだけの結果を引き寄せる力があったからです。天才的な能力があったと言われていますが、それだけでなく日頃の練習もしっかりと続けていたはずです。

そのことを前提としての話ですが、いくら力があっても、試合を前にしていろいろと考え込んでいたのでは精神的に疲れてしまって、せっかくの力を発揮することはできません。

ところが、私たちはそのことを頭でわかっているつもりでいても、緊張する場面が近づいてくるとあれこれ考えてしまいます。

それも、よくない可能性ばかりが頭に浮かんできて、あれこれ考えてしまうのです。

そのように考えること自体は、そうしたよくないことが起きたときに適切に対処できるようにという、こころの自然な防御反応で、決して悪いことではありません。

しかし、よくないことばかり考えていると、次第に、こころは弱くなってきます。

普通だったらできるはずのことさえ、できなくなってきます。

そうなったときには、まず、思い悩んでいる考えをストップしなくてはなりません。

それには二つの方法があります。

一つはよいことを考える方法、もう一つは身体を動かす方法です。

前で紹介した長嶋さんの行動は、前者の、いいことを考えることで不必要な思い悩みをストップする方法です。

このときに、姿勢にも注目するとよいでしょう。

私たちの気持ちは、姿勢によって、ずいぶん変わるからです。

マンガ『ピーナッツ』で、チャーリー・ブラウンが、「自分は姿勢を変えることで気持ちを変えることができる」とスヌーピーに話している場面が出てきます。

落ち込みたいときには背中を曲げてガッカリした姿勢をとる、元気に前向きになりたいときには背筋をピンと張って上を向く。そうすれば自然に気持ちが変わってくるのだというチャーリー・ブラウンの言葉は、理にかなっています。

こころが上向いていく6つのステップ

私たちの気持ちは姿勢によって変わってきます。

これはいつも書いている「外から内へ」の考え方で、そこから、表情や態度といった外の状態を変えることで、こころという「内」を変える方法が使われるようになりました。

その考え方を利用して、スポーツの試合の前日や当日の朝に役に立つ方法として、次ページのような六つのステップが勧められています。

【ステップ1】

こころが強くなる姿勢をとって、身体からこころを元気にしていきます。

足を肩幅に開いて、楽な姿勢で立ち、手を大きく横に広げてみましょう。

リラックスして椅子に座ってもよいでしょう。

【ステップ2】

深く息をしながらリラックスしてください。

緊張しているときには呼吸が速くなって胸で呼吸するようになっていることが多いので、ゆっくりお腹が動くような呼吸をしましょう。そのときに、一般的な1分間の呼吸数の15回を意識するとよいでしょう。

【ステップ3】

緊張している場面を細かく思い浮かべるようにしてください。

どのような雰囲気のどのような場所でしょうか。

どのような人と一緒にいるのでしょうか。

どのような音、どのようなにおいがしているでしょうか。


【ステップ4】

その場面で、十分に自分の力を発揮できている場面を、イキイキと思い浮かべてください。


【ステップ5】

次に、そこでちょっと場面を切り替えて、失敗した残念な場面も想像してみてください。

どのような気持ちになっているでしょうか。

身体に何か変化が起きていないかどうかも、チェックしてみてください。

【ステップ6】

そのように失敗した後、失敗をはね返してうまくいった場面をイメージしてください。

他の人たちから賞賛されている場面がそのなかに含まれていると、さらによいでしょう。

このように、いい場面を想像する、こうした方法は、過去のよくない出来事を思い出してあれこれ思い悩んでいるときにも役に立ちます。

悩みがこころに浮かんできたときに、これまででいちばんうれしかったことや楽しかったこと、よかったことを、一つだけでいいので、思い浮かべてみましょう。

ありありと、いま、まさにその現場にいるかのように細かく思い出してください。

そのときの感覚を感じられるくらいに思い出していくと、次第に悩みから解放されていきます。

失敗しても取り返せると思えば楽になれる

私の知人で、ケーキづくりの好きな男性がいます。

恋人の誕生日など、記念日にはせっせとケーキをつくって出かけていっていると聞きます。

さて、ここで問題です。

この私の知人が恋人のためにケーキをつくっているときと、ある高名な外科医が日本で初めての移植手術に取り組み始めたその瞬間と、どちらのほうが強いプレッシャーを感じているでしょうか。

じつは、この問題には正解がありません。

それぞれの人が、自分がしようとしていることを、どのように受けとるかで、感じるストレスは違ってくるからです。

私の友人がケーキをつくっているとき、「このケーキを食べて恋人が喜んでくれるだろう」と考えれば、ウキウキした気持ちになるでしょう。

ところが、二人の関係がギクシャクしていて、「美味しいケーキをつくらないと嫌われてしまう」と考えると、すごく強いプレッシャーを感じることになります。

外科医の場合も同じです。

「これで失敗したら自分の評判が落ちて、外科医仲間から笑いものにされてしまう」と考えると、ひどく緊張してくるでしょう。

その結果、メスをとる手に力が入って、思いがけないミスをしてしまうかもしれません。

しかし、「長い期間をかけて準備してきた移植手術をようやく手がけることができる」と考えていたら、どうでしょうか。

「長いあいだ病気で苦しんできた患者さんを、この手術で助けることができる」と考えているとしたらどうでしょう。

初めての移植手術ということで緊張していたとしても、それがプレッシャーになって手術に悪影響をおよぼすことはないでしょう。むしろ、ほどよい緊張感のおかげで集中力が高まって、いつも以上の力を発揮できる可能性さえあります。

私たちが何かをしようとしたとき、ここで失敗したら大変なことになると考えると不必要に緊張してしまいます。

失敗したら取り返しがつかないと考えると、プレッシャーを感じすぎてしまいます。しかし、きちんと手順を踏んで取り組んでいれば、失敗する可能性は少なくなりますし、たとえ失敗しても、その後に取り返すことは可能です。

何かに取り組んで緊張しすぎていると感じたときには、極端に悪い結果を想像していないか、自分の考えをチェックするようにしてみるとよいでしょう。

第5章

認知行動療法で踏み出してみよう

このストレス状況をどう切り抜けていくか

関西の企業で、認知行動療法について話をする機会をいただきました。

認知行動療法は〝常識の精神療法〟と言われていることからもわかるように、私たちの常識の力を使って、さまざまなストレス状況を切り抜けることを手助けする精神療法（心理療法）です。

ですから、そこで使われている方法は、日常生活でストレスを感じたときにも使うことができます。

そうしたことから、認知行動療法の考え方を社員の方のこころの健康のために使おうと考える企業が出てきています。

さて、その研修会の後にその企業の方と懇談をしながら研修の内容を振り返っているなかで、一人の方が「関西で言えば、〝やってみなはれ〟の精神ですね」とおっしゃいました。

その言葉を聞いて、私は「なるほど」と思いながら、うれしくなりました。うれしくなったのは、私の話の内容をきちんと受けとめてもらえたと考えたからです。

それに、そのように理解してもらえるような話し方ができたとわかったこともうれしく思った理由の一つです。

〝やってみなはれ〟というのは、ＮＨＫの連続テレビ小説「マッサン」でも話題になりましたが、サントリーの創業者、鳥井信治郎が口にしていた言葉です。

事前にいろいろと思い悩む前に、まずやってみて、その結果を見て考えようという意味です。

これこそまさに認知行動療法の考え方です。

前で書きましたが、私たちは何か慣れないことをしようとするとき、それがうまくいくかどうか心配であれこれ考えます。新しいことに挑戦する場合には、とくによくない可能性を考える傾向が強くなります。

失敗しないためにそうした可能性を考えるのは意味がありますが、その結果、「石橋を何度も叩《たた》いて、それでも橋を渡らない」ことになっては本末転倒です。

結局、何もできないまま時間がすぎていってしまうことになります。

自分が考えている挑戦に意味があると考えるのであれば、まず思いきってチャレンジしてみるのが一番です。

それがうまくいけばそれに越したことはありませんし、うまくいかなくても、どこをどう変えていけばいいか、今後工夫するためのヒントが見つかります。

無理をすることはありませんが、必要なことは、心配に負けずにチャレンジしてほしいと思います。

行動実験で「仮説」を確かめていこう

先が見えないときに、私たちはどうしても事前にあれこれ考えて悩んでしまいます。
それは、危険を避けようという私たちの本能的な発想です。
ですから、どうしても危険性を現実より大きく考える傾向があります。
しかも、自分の対応力を過小評価しがちです。
そのために、その状況から逃げたいという心理が働きます。
しかし、そこで逃げてしまうと危険かどうか確認できません。
だから、思いきって現実に足を踏み入れる必要があります。
それが「やってみなはれ」の精神でもあります。

それを認知行動療法では「行動実験」と呼んだりするのですが、だからといって、やみくもに行動すればよいというものではありません。

どのようなものであっても、実験をするには準備が必要です。

なかでも重要なものが仮説です。

仮説というのは、何を実証しようと考えているか、その対象のことです。

たとえば、職場や学校での人間関係がうまくいっていないとき、どのようにすればよくなるか、改善の手立てを考えます。

〝この手立てを使えば人間関係が改善する〟と想定して、その仮説を確かめるのが行動実験です。

そのときには、まず問題をできるだけ具体的に絞り込む必要があります。

〝人間関係〟だけでは不十分で、誰とのどのような人間関係かがはっきりしていないと具体的な対応策を考えられません。

そのときにもう一つ考えておかなくてはならないことは、その問題を解決できる可能性があるかどうかです。

一歩足を踏み出す前に、解決可能性がどの程度あるのかを判断するこころのゆとりを持つ必要があります。

可能性がないことがはっきりしているときには、あきらめるしかないかもしれません。

場合によっては、「このプロジェクトだけでもAさんと普通に接することができるようになる」など、少しでも可能性が高まるような工夫をしないといけないかもしれません。

背伸びしないで、できることから少しずつ進めていくことが大事です。

行動することで可能性を確認する

「行動実験」というのは、心配だと考えていることが正しいかどうかを行動を通して確認することです。

認知行動療法は、考えを現実的なものに変えて問題に取り組む、こころの力を引き出していきます。

これを専門的には「認知の修正」と呼ぶのですが、それは単に頭のなかであれこれ可能性を考えながら考えを切り替えることではありません。

いくら考えを切り替えようとしても、頭のなかだけで考えていたのでは、腑《ふ》に落ちる新しい考えが浮かぶということはあまりありません。

それに、その新しい考え方が、問題解決につながる現実的なものかどうか知るには、現実に足を踏み入れる必要があります。

新しい考え方をすることで問題に対処できるようになるかどうか、確認する必要があるからです。

その確認作業を行動実験と呼びます。

確認作業を進めるために、確認する対象となる問題を具体的に絞り込んで、実現可能性のある目標を設定しなくてはならないことは、前項で書いた通りです。

そのとき同時に、その目標に向けて行動することで、どのようないいことがあり、逆によくないことにはどのようなものがあるかを考えます。

これを、専門的には「メリット・デメリット分析」と言います。

日本語に訳すと「損得勘定」ということになるでしょうか。

損得勘定というと、よくないイメージを持つ人がいるかもしれません。

でも、私たちが何か行動をするとき、すべてがうまくいくということはほとんどありません。

行動する前に不安を感じるのも、よくない結果になる可能性があるからです。

ですから、ある行動をしてどの程度いい結果が得られて、どの程度よくない結果になる可能性があるのかを冷静に判断して、行動計画を立てることがとても大切になります。

「肉を切らせて骨を切る」という言葉があるように、ある程度よくない可能性があっても、思いきって行動したほうがいい場合もあるでしょう。

その一方で、ある程度いい結果が期待できても、リスクが高すぎる場合には行動しないほうがよいでしょう。

行動実験では、こうしたいくつかの可能性を冷静に考えたうえで、行動をすると決めれば思いきって行動して、その結果を分析するようにします。

その行動は自分にとって、どれくらい大切か

失敗するのではないかと心配な気持ちになっているとき、それを行動に移すかどうかは、その行動が自分にとって意味があるかを判断して決める必要があります。

その一方で、いくら意味があると考えたとしても、失敗するのがわかりきっているときには、あきらめなくてはなりません。

メリット・デメリット分析では、自分にとっての大切さと、実行可能性の両方を判断する必要があるのです。

ただ、本当に自分にとって大事だと考えていることであれば、実行可能性を自分一人で判断するのではなく、他の人に意見を聞くほうがよいでしょう。

自分だけで考えていると、どうしても実行可能性を低く見積もる傾向があるからです。

さて、自分にとってチャレンジする意味があり、一定程度成功する見込みがあるのであれば、必要な準備をしたうえで行動してみます。

その結果うまくいけば、それに越したことはありません。

ただ、世の中そんなに甘くはありません。

期待したような成果が得られないこともあります。

そのときに注意しないといけないのは〝やはり〟思考です。

心配しながら行動して、思うような結果が得られないと、「〝やはり〟ダメだった」と考えてしまうことがよくあります。

「失敗するのではないか」と考えて失敗したのですから、〝やはり〟考えた通りだったと思ってしまうのでしょう。

その気持ちはわかるのですが、ある程度「成功するかもしれない」とも考えていたのですから、そこで「〝やはり〟失敗した」と、すべてを否定的に決めつけてしまうのは問題です。

それに、試すことさえためらっていたことを考えると、思いきって試せたことには十分意味があります。

その結果をていねいに見ると、うまくいっていないことだけではなく、うまくいっている部分もあるはずです。

うまくいっていないことのなかから新しいアイディアが生まれてくることもよくあります。

せっかく思いきって行動〝実験〟したのですから、せっかくの結果をいかすことが大事になります。

将来を考えながら、よりよく生きていくために

米国の心理学者のマーティン・セリグマン博士が来日して、話をする機会がありました。

セリグマン博士は、ポジティブ心理学を提唱したことで世界的に知られています。ポジティブ心理学に関心がある人たちがセリグマン博士を招聘《しょうへい》し、その会合に呼んでいただいたのです。

セリグマン博士は70歳代後半で、耳が遠くなっているそうで、パーティーのような騒がしい会場では人の話が聞き取れないと言っていました。

しかし、そうした問題をかかえながらも、なお世界的な活動を続けています。

認知行動療法の創始者のアーロン・ベック博士も、目が見えず、車椅子の生活を送りながら、なお精力的に活躍しています。

こうした人たちが、耳が遠いとか目が見えないというハンディキャップをかかえながら活躍していることに驚きますが、セリグマン博士と話をするなかで、そのヒントの一つに気づきました。

じつは、セリグマン博士もベック博士も米国ペンシルベニア州のフィラデルフィアに住んでいます。

そうしたこともあって、二人は毎月会って話をしているそうです。

そのなかで最近、人間と動物の違いについて話をしていると言います。

二人が共通して考えている人間の特徴は将来を考える力だと、セリグマン博士は言っていました。

人間を含めて動物は、いまに生きています。

お腹が空いたり、眠くなったり、危険に対応したり、それぞれが大切なことですが、これは人間も動物も変わりません。

しかし、そうしたなかで将来を考え、将来によりよく生きていくための工夫をするのは人間の力だと二人が話し合っているというのです。

私は、なるほどと思いました。

いま問題をかかえていたとしても、いま自分が持っている力をいかして、将来、自分らしく生きる工夫をすることができれば、その問題は相対的に小さいものになってきます。

精神医学と心理学の二人の巨人が身体的なハンディキャップをかかえながら、なお世界的に活躍できているのは、将来を考えながら自分らしく生きる力を最大限にいかしているからだと、私は思いました。

見方を変えるとマイナスはプラスにもなる

日本ポジティブサイコロジー医学会で、女子マラソンの有森裕子さんに講演していただいたことがあります。

日本ポジティブサイコロジー医学会というのは、前で紹介したマーティン・セリグマン博士が提唱したポジティブ心理学を、医学の立場から科学的に検証することを目的に設立された学会です。

その第1回大会が福島県郡山市で2012年に開かれたのですが、そのときの佐久間啓会長が特別講演に有森さんをお呼びしたのです。

その前年に、有森さんが理事を務めている知的障害者によるスポーツの祭典、スペシャルオリンピックスの開催を佐久間会長が支援したご縁で実現した企画です。

有森さんの講演は、とても明るくエネルギッシュで、東日本大震災で傷ついた地域の人のこころに力を与えるような内容でした。

その講演のなかで、有森さんは、恩師の小出《こいで》義雄監督について語っていました。

小出監督は、とても前向きで、選手を力づけるのが上手だったようです。

たとえば、有森さんは猫背で、そのことが小さい頃からコンプレックスだったそうです。猫背は、骨格などが影響しているので、直そうとしてもなかなか直すことはできません。

そのように猫背で悩んでいる有森さんに対して小出監督は、次のように言ったそうです。

「有森、俺はランナーに、走るときには前傾姿勢になれと言っている。だけど皆できないんだ。おまえは生まれつき前傾でいいな……」

お互いの信頼感があったからでしょう。

その言葉を聞いて、有森さんはとても励まされた気がしたと言います。私たちは、自分で考えるとマイナスのように思える特徴をたくさん持っています。でも、このように見方を変えると、それがプラスにもなっているということがわかります。そうすると、その特徴をいかして、自分らしく生きていくことができるようになります。

認知行動療法では、考え方のクセが話題になることがよくあります。「完璧主義」や「べき思考」など、考え方のクセが自分を苦しめているというのです。そのように考えると、まるで自分の考え方が悪いように思えてきます。でも、「完璧主義」だからこそきちんと仕事や家事、勉強ができます。「べき思考」だから、つらい状況で頑張ることができます。

いいか悪いかという考えから自由になって、自分の特徴をいかすことの大切さを有森さんの講演から学びました。

プラスの面をどれだけ見つけられるか

ポジティブサイコロジー医学会で講演していただいた有森さんは、とても明るく元気な方でした。だからこそ、知的障害を持った人たちのスポーツの祭典、スペシャルオリンピックスのトップとして活動を続けているのでしょう。

だからこそというのは、マイナス面よりもプラスの面に目を向ける力があるからという意味で書きました。

知的障害の人たちは、知的能力という面では他の人ほどの力はないかもしれません。しかし、からだを動かすことができます。そして、何よりも、からだを動かして楽しみを感じることができます。その力は、知的障害を持たない人たちに決して引けをとりませんし、それ以上かもしれません。

そのように、マイナス面から目をそらさず、しかしプラスの面にきちんと目を向けることができるのが、有森さんの力なんだろうと思います。

ここでは、もう一つ、講演のなかで印象に残った話を紹介します。

それは、マラソンでは二度と同じ条件で走ることはないという話です。

言われてみればその通りなのですが、太陽の照り具合や雨の程度、気温や湿度、地面の状態など、毎回違います。自分の体調や気分だって、そのときどきで違います。

そのように一回限りだと考えるからこそ、そのときに自分の力を集中できるのでしょう。

でも、そのときに、一回限りだから失敗しないようにと考えてしまうと、どうでしょう。

緊張して思うように力を発揮できません。

「失敗しないように」と考えると、どうしても私たちは、失敗した場面を想像して緊張してしまうからです。

ところが有森さんは、そのような状況に置かれたとき、いままでとは違うから、それだけ大きな可能性があるのだと考えているそうです。

いままでの体験にしばられずに、いまの自分の力を出すことができると考えるのでしょう。

そのように可能性があると考えることができれば、思いっきり自分の力を発揮することができるようになります。

私たちの人生はいつも新しい体験が続きます。

そのときに、いままでとは違う可能性があると考えると、こころがワクワクしてきます。

ピンチのときには実力を発揮しにくい

「予測可能性バイアス」という言葉を聞いたことがありますか？

これは、印象に残る体験ほど記憶に残って、そうしたことがよく起こるかのように錯覚してしまう心理的現象を指す言葉です。

その一つの例として、ピンチに強いスポーツ選手というイメージがあります。

野球でもサッカーでも、ピンチになればなるほど力を発揮する選手がいます。

いつもの場面よりも、ピンチの場面のほうが力を出せるように思えるプロスポーツ選手を思い出すことができるでしょう。

ところが、本当にこうした選手がいるかというと、実際は、そのようにピンチのほうが力を発揮できる選手など存在していないのです。

過去のデータを調べてみると、どのように優れた選手でも、ピンチになるといつものような実力を発揮できなくなっていることがわかります。

それなのに私たちが、なぜピンチに強い選手がいるかのように思うかというと、ピンチの場面で活躍したイメージが、私たちの記憶のなかに残っているからです。

ピンチの場面で何とかしてほしいと思い入れを持って期待するために、そこで結果を出すと私たちの記憶に鮮明に残ることになり、いかにもピンチでいつも以上の力を出しているかのように思ってしまうことになります。

それが「予測可能性バイアス」と呼ばれている現象です。

誰でも、ピンチの場面など、ストレスがかかる状況では緊張して、思うような動きができなくなるものです。

それは、超一流と言われるプロスポーツ選手でも同じなのです。

だからこそ、自然にからだが動くように、絶えず練習を積み重ねることになります。

あれこれ考えると、からだの動きが不自然になるので、考えないですむように、からだをつくっていくのです。

あるゴルフのコーチが、練習でクラブを1万回振れば自然にからだが動くようになってくると言っていました。

そうすれば、からだの自然な動きにまかせることができるようになるというのです。

こころの動きも同じです。認知行動療法のスキルも、いろいろな場面で繰り返し使っているうちに、自然にできるようになってくるはずです。

ダメだという思い込みから自由になること

フランセス先生が来日したとき、一緒に、愛媛県愛南町《あいなん》の御荘《みしょう》診療所を訪ねました。御荘診療所は、御荘病院という精神科病院を閉鎖してできた診療所です。そのとき、御荘病院に入院していた患者さんは皆、町で生活するようになり、いまでは町のなかで働いています。

そのなかで始めたアボカド栽培は、日本でアボカドは育たないと言われていたにもかかわらず、収穫量が増えて、東京の高級フルーツ店の千疋屋《せんびきや》に納められるまでになっています。

精神科病院を閉じて入院患者さんが地域で生活することにしても、アボカドを日本で栽培することにしても、それまでの常識を破る活動です。

こうした活動は、「どうせダメだ」という思い込みや、あきらめから自由になることで可能になります。

じつは、フランセス先生は、ロサンゼルスの精神保健担当部署の同じような取り組みの支援をしています。

ベック先生たちも、フィラデルフィアで、10年、20年と、長く精神科病院に入院していた患者さんが、退院して町で生活できるように、認知行動療法を使って支援しています。

そのときに大事なことは、スタッフのあきらめを変えることだそうです。

ベック先生たちがこの活動を始めたとき、多くのスタッフは、長く入院している患者さんを前にして、「その人たちが退院して生活するなど、とうてい無理だろう」と考えていたと言います。患者さんも、そうしたスタッフの気持ちを感じ取って、退院など無理だと思い込むようになります。

しかし、先にそのように決めつけては、何も変わりません。

やってみないとわからないし、やってみるとできることもたくさんあるのです。

「あきらめから自由になる」というのは、私たちの毎日の生活でも、大事なこころの構えです。

おわりに――いまの体験が輝く真珠になることを願って

愛媛新聞の「ふるさと大学『伊予塾』」のコーナーに私の文章が掲載されました。「伊予塾」は、愛媛県出身の人たちが、県民のために講演をする企画を続けているのですが、新型コロナウイルス感染症（COVID-19）の拡大を受けて新たに、これまでの講演者が寄稿する企画を立て、紙面でメッセージを伝えるように依頼を受けました。

その文章の締めくくりに選んだのが、真珠貝の話です。

「真珠は、砂粒を核につくられます」という書き出しで始まるエピソードが、認知行動療法のパイオニアのクリスティーン・A・パデスキーとデニス・グリーンバーガーが書いた著作『うつと不安の認知療法練習帳』の改訂版に紹介されていました。

この話を締めくくりに選んだのは、真珠が愛媛県宇和島市の特産だからです。

それをもう一度ここで紹介したいと思いますが、真珠のもとになる砂粒は最初、真珠貝にとって不愉快でやっかいな邪魔者として存在します。

だからといって、真珠貝は、その砂粒を外に吐き出すことができません。

自分のなかにかかえているしかないのです。

そこで真珠貝は、その不快感を消すために、時間をかけて、砂粒という不愉快な邪魔者のまわりをなめらかな物質で包んでいきます。

そうしてできあがるのが、美しく輝く真珠です。

私たちの人生も、真珠貝と同じです。

私は、今回のCOVID-19の感染拡大を体験して、とくにそうした思いが強くなりました。

結婚式を挙げられなくなるなど、一生に一度の計画を中止しなくてはならなくなった人は少なくありません。

夏の甲子園大会が中止になったと聞いて涙を流している高校球児の姿をテレビで見たときには、胸が詰まる思いがしました。

結婚式も甲子園も、また他の催しも、もう二度と同じことはできません。

その意味では、今回の体験は真珠貝の砂粒のようなものです。

しかし、そうした人たちには、それまで一緒に準備をしてきた人たちがいます。

一緒に涙を流し、悔しがってくれる人がいます。

これから一緒に進んでいける人がいます。

そうした体験が、こころの傷になりそうな体験を取り囲み、将来きっと、こころのなかで輝く真珠になると信じています。

大野　裕

●著者プロフィール

大野 裕（おおの・ゆたか）

精神科医
1950年、愛媛県生まれ。1978年、慶應義塾大学医学部卒業と同時に、同大学の精神神経学教室に入室。その後、コーネル大学医学部、ペンシルベニア大学医学部への留学を経て、慶應義塾大学教授（保健管理センター）を務めた後、2011年6月より、独立行政法人 国立精神・神経医療研究センター 認知行動療法センター センター長に就任、現在顧問。現在、一般社団法人認知行動療法研修開発センター理事長、ストレスマネジメントネットワーク（株）代表。

近年、精神医療の現場で注目されている認知療法の日本における第一人者で、国際的な学術団体Academy of Cognitive Therapyの設立フェローで公認スーパーバイザーであり、日本認知療法・認知行動療法学会理事長。日本ストレス学会理事長、日本ポジティブサイコロジー医学会理事長など、諸学会の要職を務める。

2001年からは、日本経済新聞にてコラム「こころの健康学」を連載中。著書に『こころが晴れるノート』（創元社）、『はじめての認知療法』（講談社現代新書）、『マンガでわかりやすい うつ病の認知行動療法』（きずな出版）など多数。

認知行動療法活用サイト「こころのスキルアップ・トレーニング」（https://www.cbtjp.net/）、AIを用いたストレスケアアプリ「こころコンディショナー」を監修。

うつな気持ちが軽くなる本

不安になるのは、あたりまえ

2020年8月20日　初版第1刷発行

著　者　大野　裕

発行者　櫻井秀勲
発行所　きずな出版
東京都新宿区白銀町1-13　〒162-0816
電話 03-3260-0391
振替 00160-2-633551
https://www.kizuna-pub.jp/

ブックデザイン　福田和雄（FUKUDA DESIGN）
編集協力　ウーマンウエーブ
印　刷　モリモト印刷

ISBN978-4-86663-118-9

きずな出版

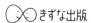

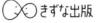